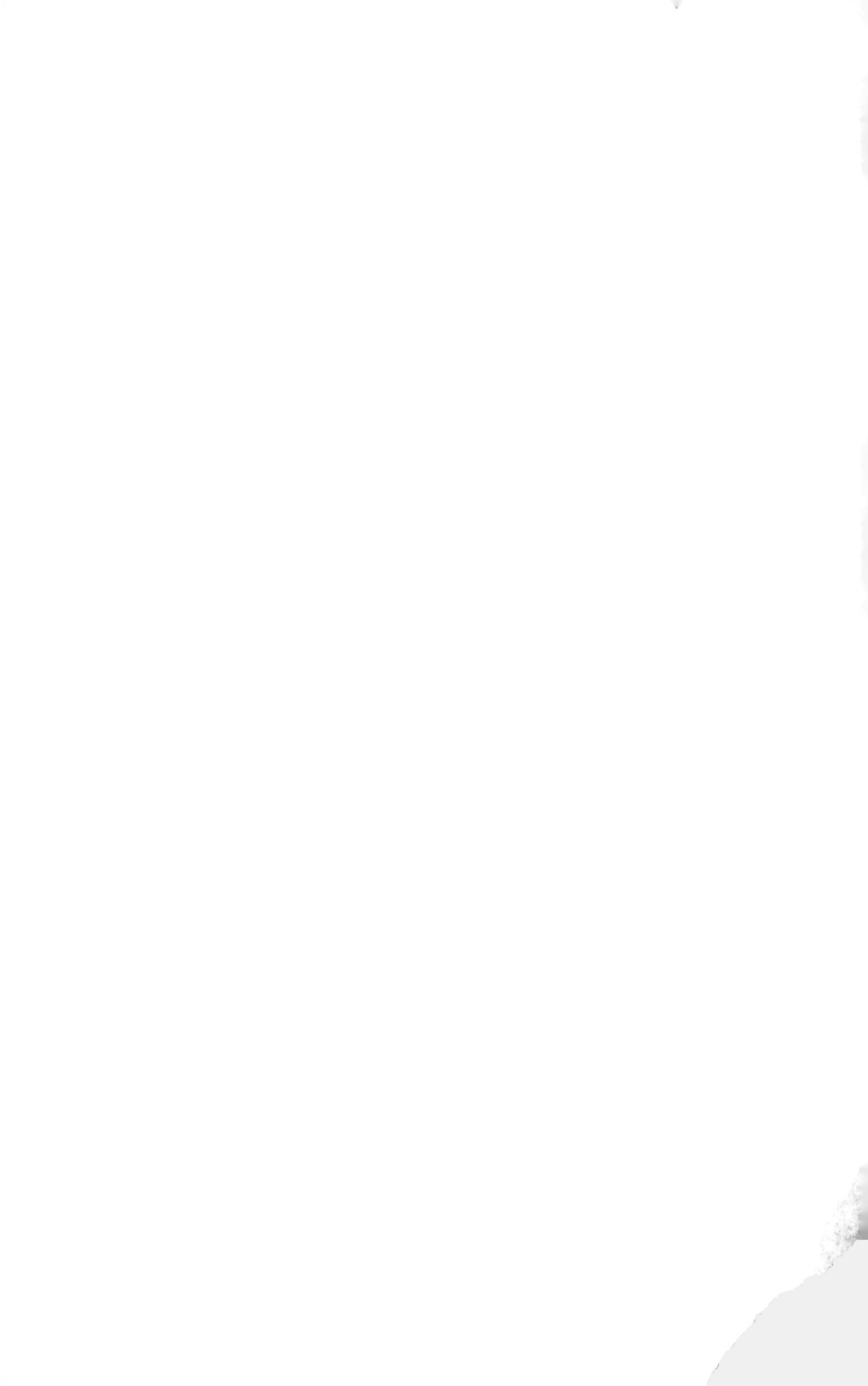

ÉTUDE

SUR UN MODE DE TRAITEMENT

DE L'ÉPIDIDYMITE AIGUE

BLENNORRHAGIQUE

PAR

Adolphe DREY,

Docteur en médecine de la Faculté de Paris,
Ancien élève lauréat de l'Ecole de Médecine de Lyon.

PARIS

A. PARENT, IMPRIMEUR DE LA FACULTÉ DE MÉDECINE

29-31, RUE MONSIEUR-LE-PRINCE, 29-31,

1878

ÉTUDE

SUR UN MODE DE

TRAITEMENT DE L'ÉPIDIDYMITE AIGUE BLENNORRHAGIQUE

INTRODUCTION

Depuis près de deux ans, M. Horand, chirurgien en chef de l'hospice de l'Antiquaille de Lyon, emploie contre l'épididymite blennorrhagique aiguë un mode de pansement qui m'a frappé par sa simplicité, la rapidité avec laquelle il calme les douleurs, parfois si violentes, de la première période de cette affection, et surtout, par cet avantage considérable qu'il donne : permettre au malade de se lever et de marcher quelques heures à peine après son application. Deux mots suffiront pour donner, dès maintenant, une idée de la nature et du mode d'action de ce pansement; je puis, en effet, le définir : un *bandage suspensoir*.

Ce bandage n'est qu'une modification du suspensoir particulier dont M. Langlebert se sert depuis une dizaine d'années, pour combattre les épididymites aiguës ou chroniques. Mais je ne l'ai vu appliquer dans aucun service hospitalier de Paris, et je ne l'ai même jamais entendu mentionner dans les examens, auxquels il m'a été permis d'assister.

Aussi, ai-je pensé qu'il ne serait peut-être pas inutile d'appeler l'attention sur un procédé de traitement, qui a reçu la consécration d'un emploi constant, depuis un temps suffisant, dans un grand hôpital spécial dont la réputation n'est plus à faire, et me suis-je cru autorisé à choisir son étude pour une thèse inaugurale.

Du reste, j'ai eu cinq fois l'occasion d'expérimenter ce traitement sur des condisciples et amis. Ces cinq observations, rapportées dans le cours de ce travail, sont, comme on le verra, très-favorables; ce sont elles qui ont probablement le plus contribué à me convaincre de ses avantages.

I

Nous devons, tout d'abord, donner quelques explications à propos du titre même de cette étude. Pourquoi avons-nous choisi le mot épididymite?

L'affection qui nous occupe a, en effet, reçu un très-grand nombre d'autres dénominations, suivant les opinions diverses professées sur sa nature et son siége. Testicule vénérien, tumeur vénérienne, engorgement vénérien, hernie humorale (anglais), orchite uréthrale, hydrorchite, orchite blennorrhagique, vaginalite, didymite, etc., etc. Aucun de ces noms n'est rigoureux, sans en excepter même celui d'épididymite, et le plus grand nombre a l'inconvénient de donner une fausse idée de la maladie. L'expression vulgaire de *chaudepisse tombée dans les bourses* serait même plus vraie et plus heureuse, s'il on avait soin d'écarter l'idée de métastase. De toutes ces expressions, la plus employée, la plus généralement acceptée, malgré ses défauts, est sans contredit celle d'orchite blennorrhagique. M. Ricord et Blandin, les premiers lui ont substitué le nom d'épididymite. L'épididyme est la première partie où l'affection se manifeste; c'est aussi la dernière qui se guérit; ou celle qui peut ressentir les conséquences de sa terminaison vicieuse, c'est-à-dire rester définitivement engorgée. Dans les cas d'inflammation par propagation directe, de beaucoup les plus nombreux, à peu près les seuls admis aujourd'hui, le canal déférent peut bien être pris en même temps, mais jamais isolément; enfin, dans la grande majorité des cas, le testicule lui-même est fort peu ou pas du tout compromis.

D'un autre côté, on peut objecter : puisque l'épididyme et la glande séminale sont vulgairement compris dans le mot *testicule;* puisque, d'autre part, plusieurs variétés de l'inflammation des glandes séminales ne commencent pas par l'épididyme, on doit reconnaître que le mot *orchite* est plus général.

Rochoux (1833), frappé de la fréquence de l'épanchement dans la tunique vaginale, a proposé le nom de *vagi alite*; il a soutenu, en outre que la tumeur était formée à peu près entièrement par cet épanchement. Son exagération est manifeste, et Velpeau, dans son article sur le testicule, du Dictionnaire en 30 vol., n'a pas eu de peine à le réfuter. En effet : 1° la tunique vaginale n'est pas constamment le siége d'un épanchement dans l'épididymite blennorrhagique ;

2° Cet épanchement, qui existe dans la majorité des cas, il est vrai, n'entre que pour un sixième, un quart, rarement un tiers, et très-rarement pour la moitié dans la masse totale du gonflement.

Velpeau faisait remarquer encore que la tuméfaction est complétée dans une foule de cas par un épaississement, une infiltration, un empâtement manifeste du scrotum.

S'il s'agissait pour nous de trouver la meilleure dénomination, applicable à cette affection blennorrhagique qui peut frapper tant d'éléments divers : épididyme, cordon, canal déférent, tunique vaginale (soit qu'il y ait vaginalite ou simplement hydrocèle). testicule proprement dit, scrotum ; nous la chercherions la plus générale possible, et nous croyons que les mots : *tumeur blennorrhagique des bourses* conviendraient parfaitement. Cette définition ne comprend pas, il est vrai, les vésicules séminales, ne s'applique qu'à une portion du canal déférent. Mais cette objection ne serait pas suffisante pour faire repousser une qualification qui s'approche autant, je crois, de la vérité.

Elle a été proposée par M. Horand, et nous la

croyons bonne. Si nous avons néanmoins préféré garder le mot d'épididymite, cela est pour deux raisons :

1° Aujourd'hui que la nature et le siége de l'affection blennorrhagique des éléments du testicule sont bien connus, nous croyons qu'une définition, même incomplète, suffit si elle met en relief le fait capital. La concision doit surtout être exigée ; 2° nous avons surtout observé l'épididymite classique, sans complication d'orchite proprement dite. Nous ne pourrions donc pas recommander avec la même autorité le même traitement, pour tous les cas qui peuvent se présenter. Sans cette considération, nous aurions gardé la dénomination ordinaire : *orchite blennorrhagique aiguë.*

II

Nous allons rappeler brièvement les différents moyens de traitement employés contre l'épididymite blennorrhagique. La thérapeutique de cette affection comprend trois ordres de moyens : 1° les préventifs ; 2° les abortifs ; 3° les moyens curatifs réguliers.

Préventifs. — Lorsqu'on n'a pu s'opposer au développement de la blennorrhagie, que reste-t-il à faire pour empêcher que l'inflammation n'atteigne les éléments du testicule ? Tous les bons praticiens sont d'accord pour reconnaître que la fréquence de l'épididymite est en raison directe de la durée de la blennorrhagie. Le simple bon sens indique donc qu'il faut la guérir le plus tôt possible, afin de s'opposer à sa progression en arrière, où viennent déboucher les canaux qui établissent une communication entre l'urèthre et les testicules. On prescrira le repos, l'usage d'un suspensoir, quelques légers purgatifs salins, et l'on éloignera toutes les causes capables d'exciter les organes génitaux.

Méthode abortive. — Divers procédés de traitement abortif ont été préconisés. On a d'abord vanté les applications de glace sur le point malade. Dans les cas où la douleur est considérable, et la réaction générale intense, ce moyen a rendu de grands services. Curling l'a employé avec succès dans des épididymites traumatiques. Mais il dit lui-même que ce traitement, pour être efficace, doit être employé de bonne heure et continué sans interruption pendant une période de temps qui varie entre vingt-quatre et cinquante-deux heures. Quand l'orchite dure depuis un jour ou deux, l'application de la glace ne lui paraît pas devoir réussir. Nous ajouterons que souvent elle exaspère la douleur et ne fait qu'augmenter la congestion. Quoi qu'il en soit c'est là un des meilleurs moyens à employer en temps utile, et dans des cas extrêmes où, sans lui, on serait impuissant à soulager les malades rapidement. Les applications astringentes d'eau blan-

che, de sulfate de fer, de boue de rémouleur, d'alun
doivent être rejetées. Tous ces remèdes sont sans
action abortive, et leur moindre inconvénient est de
faire perdre un temps précieux.

Traitement régulier. — L'orchite s'annonce toujours par des symptômes plus ou moins aigus ;
quelquefois c'est pendant un effort, après une chute,
à la suite d'une course prolongée, d'un excès de
coït, ou consécutivement à toutes autres fatigues
que la maladie se déclare. Les malades éprouvent
dans un des testicules et sur le trajet du cordon
une douleur très-vive qui les force à garder le repos ; un gonflement plus ou moins prononcé, avec
sensation de pesanteur aux bourses, succède immédiatement à ce premier symptôme, et tous les
signes de l'épididymite sont bientôt établis.

Le plus souvent, l'inflammation blennorrhagique
est précédée de quelques symptômes précurseurs
du côté des aines, du col de la vessie, des reins, du
périnée. L'épididymite aiguë, une fois établie, est
toujours accompagnée de douleurs très-vives, con-
tinues et souvent exacerbantes qui s'irradient en
remontant le long du cordon. Les bourses augmentent de volume et gênent par leur propre
poids les mouvements du malade (la peau du scrotum est chaude, rouge, lisse et luisante) ; au toucher elles sont plus chaudes et plus pesantes qu'à
l'état normal.

La réaction générale est plus ou moins intense

selon que l'inflammation intéresse plus ou moins le canal déférent et le testicule. La didymite est très-rare; quand elle existe elle donne lieu à quelques-uns des symptômes de l'étranglement : hoquet, nausées, légères syncopes et vomissements.

A tous ces symptômes aigus on a opposé la médication antiphlogistique générale et locale. Nous n'insisterons pas sur l'inutilité et les inconvénients de la saignée générale, dans la presque unanimité des cas. Nous ne l'avons jamais vu pratiquer par aucun de nos maîtres; les saignées locales : sangsues, mouchetures, ne sont guère plus employées aujourd'hui. Non-seulement l'application des sangsues est inutile dans la plupart des cas et ne hâte pas la guérison, mais elle a quelquefois de sérieux inconvénients. Irritées par le contact mutuel des surfaces, par la sueur, les piqûres peuvent devenir dans la région périnéale le point de départ de fluxions érythémateuses, d'érysipèles ou d'éruptions furonculeuses, toujours regrettables. On ne peut pas les pratiquer sur le scrotum; l'érysipèle qu'elles pourraient déterminer est, dans cette région, trop fréquemment suivi de gangrène. On ne pourrait songer à faire mordre les sangsues que sur le trajet du cordon préalablement rasé. Si dans quelques cas d'une intensité exceptionnelle, et chez des sujets pléthoriques, les saignées locales ont procuré du soulagement et un amendement aux phénomènes inflammatoires, surtout si l'on a eu soin de les faire suivre d'un bain général; on peut expliquer leur action salutaire par le dégorgement des enveloppes scrotales toujours plus ou moins enflammées, et par la quantité de sang soustraite à l'économie tout entière. Mais les deux circulations, superficielle et profonde, étant ici complètement indépendantes, une influence directe de l'une sur l'autre ne peut guère se comprendre.

Les purgatifs salins sont un bon adjuvant de toutes les méthodes de traitement de l'épididymite. Ils débarrassent l'intestin des matières fécales qui, en irritant l'urèthre par leur voisinage et par la compression qu'elles exercent sur les parties les plus reculées, s'opposent au retour du sang et favorisent la congestion des organes malades. Ils font, en outre, à la muqueuse intestinale une espèce de saignée séreuse.

M. Bouisson recommande les applications topiques de chloroforme sur la peau du scrotum. Mais, outre que ce moyen produit une douleur très-vive, il ne paraît pas diminuer l'inflammation. Tous les praticiens qui l'ont essayé, après le professeur de Montpellier, Vidal, entre autres, ont dû y renoncer, et il n'est plus usité aujourd'hui.

Le traitement le plus généralement employé consiste dans le repos au lit, les bourses étant relevées et soutenues sur une plaque de gutta-percha, au moyen d'un coussinet. On peut ainsi surveiller constamment l'état du malade et renouveler facilement les applications locales. Ce sont des cataplasmes de farine de lin entre deux linges, en ayant soin de les disposer de telle sorte qu'ils ne pèsent point sur les bourses ; ces cataplasmes peuvent être arrosés de laudanum. L'onguent mercuriel belladonné, en friction à la dose de 4 grammes, est le topique, résolutif et calmant, généralement adopté.

Nous ne voulons pas attaquer ce traitement si rationnel, mais nous pensons qu'on peut exiger davantage, et chercher à remplir les trois indications fondamentales suivants :

1° Atténuer promptement la douleur ; 2° abréger la durée de la maladie ; 3° permettre au malade de vaquer à ses occupations.

Il y a déjà longtemps que ces desirata ont été posés ; nous allons d'abord étudier sommairement les modes de traitement préconisés par divers auteurs, dans ce triple but ; nous verrons dans quelle mesure il a pu être atteint par d'autres méthodes ; et si, à la fin de ce travail, nous avons réussi à montrer que le bandage-suspensoir employé à l'Antiquaille de Lyon a donné les meilleurs résultats, nous aurons rempli la tâche que nous nous sommes assignée au début de ce travail.

III

Dès 1820, Fricke (de Hambourg) se sert contre l'orchite aiguë d'un bandage compressif, fait avec des bandelettes de Vigo ; mais il attend, à cette époque, que tous les phénomènes inflammatoires aient disparu. Sur 51 cas d'orchite, 18 sont traités par les moyens ordinaires; 33 par la compression. Dans ces derniers cas, la durée moyenne de la maladie a été de 9 jours ; tandis que pour les premiers elle est de 13. Ces résultats si favorables, trop favorables dirons-nous (car nous verrons plus tard combien la durée de la maladie peut être évaluée arbitrairement), attirent l'attention en France. Velpeau, avec du diachylon au début, puis Seutin, avec une bande dextrinée, recourent à la même méthode. Bientôt la bande dextrinée est reconnue par tous mille fois préférable; employée alors dès le début, elle est en quelque sorte un moyen abortif. Voici, très succinctement, en quoi consiste cet appareil. La première bandelette est appliquée à la racine des bourses, ou du testicule malade, circulairement et modérément serrée, elle est destinée à empêcher que le testicule ne glisse et n'échappe aux moyens compressifs ; on continue ensuite d'envelopper l'organe jusqu'à sa partie inférieure ; l'extrémité inférieure étant à nu doit être recouverte par des bandes mises en sautoir que l'on fixe elles-mêmes par d'autres bandelettes circulaires. Tout le testicule est ainsi enveloppé et comprimé. Lorsque l'appareil est solidifié, en pressant sur la coque résistante qui enveloppe le testicule on produit des dépressions qui indiquent manifestement l'existence d'un vide. On peut enlever l'appareil au bout de 36 à 48 heures ; il est rarement nécessaire de faire plus de 2 applications. Ainsi, en

3 ou 4 jours, d'après les observations des partisans de cette méthode, le malade peut marcher et vaquer à ses occupations, s'il a soin de porter un bon suspensoir et de soigner son régime.

Pourquoi des praticiens comme Velpeau, Seutin, Bretonneau, Récamier, n'ont ils pas pu faire accepter un mode de guérison aussi rapide? D'abord, c'est que l'application de ce bandage est très-douloureuse. J'emprunte les quelques lignes suivantes à un adepte de ce procédé : « L'application du bandage fait éprouver au malade des souffrances plus ou moins vives, suivant le degré d'inflammation des parties. Sa physionomie exprime l'angoisse, son pouls devient petit, serré, fréquent, et son corps se couvre de sueurs ; une sorte de fourmillement, d'engourdissement règne dans la jambe correspondante au côté affecté;... le malade est plongé dans un état de collapsus, etc... le malade éprouve encore pendant un certain temps, après l'application de l'appareil, dans le testicule affecté, une douleur plus forte qu'auparavant. Cette douleur peut persister pendant 3 heures. » (Paquelin, thèse de Paris, 1870.)

De plus, et c'est là une critique que l'on peut adresser à la plupart des partisans de procédés rapides de résolution des tumeurs blennorrhagiques, ils ne s'expliquent pas suffisamment sur les noyaux d'induration qui persistent si souvent aux extrémités de l'épididyme, et surtout à la queue de cet organe. En effet, quel que soit le procédé employé, la résolution de l'épididyme est assez rapide pendant les premiers jours. Il ne suffit donc pas de dire au bout de combien de temps les phénomènes aigus se sont amendés.

La compression au moyen du collodion a été proposée contre l'orchite blennorrhagique par Bonnafont (1854). Coste (de Bordeaux) a vanté ses bons effets, contre la même affection. Mais M. Ricord, Velpeau, M. Richet, M. Venot (de Bordeaux) se sont inscrits contre cette médication ; Curling la juge sévèrement.

Etalé sur le scrotum, le collodion fait surtout contracter la peau et le tissu cellulaire sous-cutané, et il ne comprime que très-faiblement l'épididyme ; M. Ricord n'a pas trouvé qu'il abrégeât la durée du traitement. En outre, il peut produire une irritation considérable, ulcérer même le scrotum, comme le lui a reproché M. Richet. Le collodion élastique (15 0[0 d'huile de ricin) est certainement moins irritant que le collodion ordinaire ; mais il a un pouvoir compressif encore moins énergique. Ajoutons que l'application du collodion sur le scrotum enflammé, pour n'être pas aussi douloureuse que celle de la bande dextrinée, n'en constitue pas moins un pansement pénible, que les malades supportent difficilement.

Nous ne ferons que mentionner l'appareil de Hutchinson ; c'est un sac en caoutchouc, dont la cavité peut-être diminuée à volonté, par l'insufflation de ses parois ; il a pour but d'exercer sur le testicule une compression uniforme et permanente, et il permet de combiner la compression avec les applications topiques. L'idée de cet appareil nous paraît heureuse; mais nous manquons d'éléments pour l'apprécier.

Nous ne dirons qu'un mot, aussi, du traitement de l'épididyme bleunorrhagique par les courants continus, selon la méthode décrite par MM. Chéron et Moreau-Wolf, dans la *Revue thérapeutique* de 1869. Au bout de 10 à 15 minutes, un courant ascendant de 25 éléments Remak, agissant sur la tumeur, faisait cesser la douleur. Leur application elle-même n'est pas douloureuse, et au bout de trois à quatre jours, le malade peut vaquer à ses occupations. Nous ne croyons pas que cette méthode, si favorable à leurs auteurs, ait pris rang dans la thérapeutique courante.

IV

Lorsqu'une femme, mécontente des dons de prestance que la nature lui a accordés, appelle à son aide le coton, le crin ou la laine, on sait qu'elle devient de plus en plus leur esclave; ses seins, nouveaux tonneaux de Danaïdes, se vident de leurs tissus légitimes, à mesure que ces tissus d'emprunt viennent les combler.

C'est ce fait, de connaissance vulgaire, qui a

donné à M. Langlebert, l'idée de son suspensoir ouaté ; il a pensé que, puisqu'une couche de ouate, par son contact prolongé avec un tissu glandulaire normal, en amenait la fonte et l'atrophie, il en serait peut-être de même pour des tissus pathologiques. Les noyaux d'induration chronique qui persistent si longtemps, souvent toujours, dans la queue de l'épididyme, défient trop communément tous les résolutifs, onguents et pommades. Ces applications continuelles de topiques finissent aussi par dégoûter les malades. De guerre lasse, dans un cas de ce genre, M. Langlebert recommanda simplement un suspensoir bien garni de ouate, recouverte par du taffetas ciré. Le malade prenait en même temps 1 gr. 50 d'iodure de potassium, par jour. Mais il avait déjà fait le même traitement interne depuis neuf mois, et cela sans grand profit. Sous l'influence du suspensoir ouaté imperméable et de l'iodure de potassium combinés, les deux noyaux épididymaires se résolurent en moins de deux mois. Cette observation est consignée dans le livre : *De la syphilis dans ses rapports avec le mariage*, paru en 1867. Elle présente encore un point très-remarquable : pendant que ce malade était affecté de son double noyau épididymaire, son sperme examiné au microscope n'avait point offert de spermatozoïdes. Examiné de nouveau, une fois les noyaux résorbés, ils en présentèrent un trèsgrand nombre. Ce fait vient confirmer les recherches de M. Gosselin sur les propriétés non fécondantes du sperme des individus atteints d'un noyau épididymaire double.

Peu de temps après, M. Langlebert essaya ce suspensoir dans les cas de tumeur blennorrhagique des bourses, dès le début de cette affection; et il fut étonné du soulagement inespéré qu'il procura aux malades, ainsi que de la résolution rapide de leur engorgement épididymaire.

Depuis cette époque, c'est-à-dire, depuis plus de dix ans, il l'a employé chez tous ses malades, et rarement il a dû recourir, dans des cas très-violents, soit aux sangsues, soit aux applications locales de glace, pour soulager immédiatement leurs souffrances.

Voici en quoi consiste exactement ce suspensoir : une couche de ouate très-épaisse, ayant près de 10 centimètres, dans l'état de relâchement, est piquée et solidement capitonnée sur un tissu très-doux, de la soie ou du lin très-fin; c'est cette étoffe qui sera en rapport avec la peau du scrotum. La couche de ouate, réduite à moins de 2 centimètres, est recouverte de l'autre côté par une feuille de taffetas gommé. Un tissu à mailles de filet recouvre le taffetas et forme l'enveloppe extérieure de l'appareil. Le tout est disposé en forme de suspensoir ordinaire; il y en a de toutes dimensions, pour tous les degrés de tumeurs blennorrhagiques. Nous étudierons le mode d'action de ce suspensoir, en même temps que celui de M. Horand; ce dernier n'est qu'une modification de celui que nous venons de décrire, mais il nous paraît mieux répondre à toutes les exigences de la thérapeutique. Le suspensoir de M. Langlebert est destiné à la clientèle privée; il serait inapplicable aux services hospitaliers.

C'est un interne des hôpitaux de Lyon, notre ami Lasaigne qui, ayant été témoin de plusieurs applications heureuses du pansement de M. Langlebert, eut l'idée, il y a quatre ans environ, de le faire expérimenter dans les hôpitaux de Lyon. Placé dans un hôpital général, où les vénériens ne sont admis qu'exceptionnellement, il n'eut que quelques rares occasions de l'appliquer. Accepté d'abord à Lyon avec quelque défiance, ce pansement prit enfin le premier pied à l'hospice spécial de l'Antiquaille, au commencement de l'année 1876. Depuis cette époque, il y règne en maître absolu.

V

Le pansement ou appareil, dont se sert M. Horand, se compose :

1° D'une couche épaisse de ouate, que l'on applique sur les bourses fortement relevées sur le pubis; le malade est couché horizontalement sur le bord de son lit, à la gauche du chirurgien.

2° D'un morceau de toile caoutchoutée, percée d'un trou, pas trop large, pour le passage de la verge; cette toile est destinée à recouvrir le coton, et est disposée de telle façon que la surface gommée soit en contact avec l'air.

3° D'un suspensoir en toile; il porte deux fentes latérales, pour mieux s'adapter au pli fémoro-scrotal.

La grande quantité de coton permet de serrer avec force les diverses pièces de cet appareil, sans que le malade souffre de ces manœuvres.

Ce pansement remarquable par sa simplicité, réalise trois conditions excellentes pour la prompte guérison de la tumeur blennorrhagique des bourses; savoir : l'immobilisation, la compression et la sudation.

1° *Immobilisation*. — Les bourses et la verge sont maintenues dans une position qui favorise le dégorgement de leur circulation en retour. Plongées au milieu de cette atmosphère de coton, elles sont réellement immobilisées; le moindre mouvement leur est impossible. Le malade pour uriner est obligé de se courber en avant. On peut dire hardiment que, dans ces conditions, même lorsqu'il marche, la tumeur blennorrhagique est plus au repos que si le malade était couché dans son lit. Dans ce dernier cas, en effet, le repos absolu de l'organe malade est impossible.

2° *Compression*. — Elle procure ici le même soulagement que dans beaucoup d'autres parties du corps. Elle agit mécaniquement en soutenant les vaisseaux, et elle chasse le sang qui tend à s'accumuler, comme la main chasse l'eau de l'éponge.

La compression pratiquée par l'intermédiaire du coton à un immense avantage sur la bande dextrinée ; elle est uniforme.

3° *Sudation*. — Grâce à la toile caoutchoutée imperméable, la perspiration cutanée est emprisonnée ; le coton humide et chaud constitue un véritable topique, analogue à celui préconisé par Curling : « Le topique le plus avantageux, dit-il, est la charpie imbibée d'eau chaude et recouverte de taffetas gommé pour entretenir l'humidité. Ce topique est commode et adoucissant, en même temps qu'il excite les fonctions de la peau. »

M. Horand favorise encore la sudation en saupoudrant le coton cardé avec de la poudre de chlorhydrate d'ammoniaque et de chaux éteinte. Au bout d'une quinzaine de jours d'application permanente, l'épiderme de la peau du scrotum a subi une véritable macération, comme s'il on avait fait une révulsion énergique.

Le suspensoir simple de M. Langlebert remplit également les deux indications de l'immobilisation et de la sudation, mais toutes deux à un degré moindre. Quant à la compression, elle est également bien moins efficace.

Au 18 mars de cette année, M. Horand avait employé ce traitement dans plus de 200 cas. Aussitôt appliqué, il procure au malade un soulagement immédiat ; et souvent, au bout d'une demi-heure à une heure, les malades ne souffraient plus et pouvaient marcher.

Sur ces 200 cas, il n'y a que 3 échecs à signaler. Dans l'un de ces 3 cas, il y avait un engorgement considérable du cordon ; malgré l'application de l'appareil, l'engorgement du cordon est resté douloureux, et le malade a été menacé de péritonite; il a même fallu enlever le pansement.

Dans les 2 autres cas, malgré l'application régulière du pansement, une épididymite du côté opposé s'est développée.

Il faut noter que les 200 cas environ de M. Horand s'appliquent presque tous à l'épididymite, accompagnée le plus souvent de vaginalite; dans deux observations seulement, on a pu porter le diagnostic: orchite parenchymateuse. Dans ces 2 cas, le soulagement procuré par l'appareil a été manifeste; mais les malades ont souffert pendant dix-huit à trente heures.

Durée du traitement. — La durée du traitement de la tumeur blennorrhagique des bourses présente d'assez notables différences, suivant les auteurs.

Pendant que MM. d'Espine et Gaussail donnent pour 88 cas, traités par la méthode antiphlogistique, la moyenne de trente à trente-cinq jours; Curling dit que la durée est moindre, sans fournir aucun chiffre.

M. Rollet dans son Traité des maladies vénériennes soutient que les orchites blennorrhagiques, avec la méthode antiphlogistique, ne durent pas plus de quinze à vingt jours. C'est cette moyenne que j'ai trouvée la plus fréquemment indiquée dans les auteurs classiques.

Mais, M. Rollet a bien soin de faire remarquer que ce n'est que de quatre à cinq semaines que la résolution est complète. Les noyaux d'induration de l'épididyme, surtout celui qui siége à la queue de cet organe sont, tout le monde le sait, assez tenaces. Très-souvent, et je ne veux pas parler des cas extrêmes, ils ne demandent pas moins de plusieurs mois pour se résoudre.

Ce point difficile a surtout attiré l'attention de M. Horand, dans l'appréciation des résultats de sa méthode de traitement.

Le suspensoir ouaté imperméable soulage très-rapidement le malade; mais il agit aussi très-promptement sur la résolution de l'engorgement épididymaire. Si le chirurgien de l'Antiquaille n'avait eu en vue que cet engorgement simple, la durée moyenne du traitement n'eût pas dépassé dix jours.

En prenant pour base le mode d'évaluation de M. Rollet, un de ses prédécesseurs à l'Antiquaille, il a trouvé que la moyenne de ces deux cents observations donnait le chiffre de dix-neuf jours; alors que M. Rollet parle de quatre à cinq semaines.

Nous savons bien qu'il est impossible d'avoir un point de repère absolu ; mais en admettant que M. Horand se soit montré un peu plus optimiste que M. Rollet, dans l'appréciation des restes d'indura-

tion, on voit que la marge est considérable ; la durée est moitié moindre dans un cas que dans
l'autre.

Nous ferons aussi remarquer, de notre côté, que
cette moyenne de 19 jours, comme beaucoup de
moyennes, du reste, si on la prenait à la lettre,
donnerait une idée fausse du temps que les noyaux
épididymaires mettent pour se résoudre. Sur les
200 observations de M. Horand, il y en a un certain nombre, où la tendance à la formation d'un
noyau d'induration n'a pas été signalée. Dans ces
cas la guérison a été très-rapide ; la terminaison a
été une véritable délitescence. Dans d'autres cir-
constances, au contraire, au bout de 35, 40 jours,
le noyau persistait encore. Toutes les fois que l'on
vient préconiser une nouvelle méthode de traitement, il faut bien se garder, et cela est assez difficile, de ne rien exagérer. Nous dirons donc que
cette moyenne de 19 jours représente plutôt la
moyenne des cas moyens.

Les avantages du bandage suspensoir de M. Horand ont, du reste, été appréciés vivement par plusieurs chirurgiens lyonnais.

M. Diday, dont la compétence en pareille matière est si grande, est venu apporter à l'appui de
cette méthode le poids de son autorité. Dans une
discussion qui eut lieu à ce sujet à la Société de
médecine de Lyon, au mois de mars de cette année
voici une phrase textuelle de M. Diday : « Ce pansement constitue une méthode presque révolution-

naire dans la thérapeutique de l'épididymite blennorrhagique, et s'il avait été connu avant la publi-
cation de notre ouvrage, j'aurais été moins affir-
matif à l'égard de la méthode antiphlogistique. »

Cependant, a-t-il ajouté, malgré sa supériorité,
ce pansement échoue quelquefois. Dans certains
cas, les malades ne sont pas soulagés et réclament
des sangsues ; il a observé deux faits de ce genre.

Enfin, il propose de badigeonner le scrotum,
avant l'application du pansement, avec de la tein-
ture d'iode, récemment préparée.

Il est certains cas où le pansement de M. Langlebert est impuissant, mais ce sont, croyons-nous,
de très-rares exceptions.

Dans la même discussion, ainsi que dans une
qui eut lieu sur le même sujet, et dans la même
Société, au mois d'avril 1877, d'autres chirurgiens
vinrent aussi appuyer M. Horand. M. D. Mollière,
chirurgien en chef désigné de l'Hôtel-Dieu de Lyon,
a le premier employé le pansement, qu'il définit un
suspensoir imperméable, alors qu'il était à l'hôpital
de la Croix-Rousse, et que M. Lasaigne était son
interne. Il a, dit-il, constamment réussi ; mais
n'ayant qu'un nombre restreint d'observations,
pour une maladie si commune, il n'avait pas cru
pouvoir les publier.

Le même chirurgien a employé aussi le suspensoir imperméable au traitement de l'hydrocèle,
après l'injection iodée. On peut, grâce à lui, dit-il,
permettre aux opérés de se lever, au bout de 2 ou

3 jours au plus ; on peut surtout les renvoyer prématurément de l'hôpital et les rendre de bonne heure à leur vie professionnelle.

Nous nous permettrons à ce sujet une petite critique ; nous aurions quelques craintes à suivre cette pratique ; car ou l'appareil calme l'état inflammatoire, ou il le laisse marcher. Or, dans le premier cas, il empêche la résolution du liquide, attendu qu'il faut un certain degré d'inflammation pour le faire résorber ; et dans le second cas, l'inflammation se développant sous le bandage, le malade ne pourra le supporter. Nous n'insisterons pas davantage sur cette objection théorique.

M. Dron s'est insurgé un des premiers à l'Antiquaille contre l'abus des sangsues ; il avait remarqué que l'émission sanguine n'activait pas énormément la résolution de la tumeur, que celle-ci persistait longtemps encore. Pour lui, le suspensoir ouaté imperméable lui a donné d'excellents résultats dans sa clientèle privée ; mais il ne renonce pas entièrement aux sangsues, et il croit que dans les cas les plus graves, lorsqu'il y a menace de péritonite, par exemple, la combinaison des sangsues et du suspensoir imperméable est destinée à donner d'excellents résultats.

Nous voyons par ces témoignages de chirurgiens compétents que le procédé de traitement que nous avons étudié mérite toute l'attention des praticiens.

N'ayant entrepris l'étude que d'un mode spécial de traitement de l'épididymite aiguë, nous n'avons pas parlé des complications de cette affection, parce que nous n'avons l'intention de le recommander que pour les cas ordinaires. Disons cependant un mot des vaginalites blennorrhagiques, qui compliquent si souvent l'inflammation de l'épididyme, qu'il est impossible de ne pas les étudier ensemble.

Au point de vue du traitement, le seul qui nous occupe, il faut distinguer deux espèces de vaginalites blennorrhagiques : 1° celles dans lesquelles l'épanchement se borne à une cuillerée ou deux de liquide ; 2° celles où il atteint 60, 80 et 100 grammes. Dans ces dernières, il y a avantage à faire une ponction. Pourquoi laisser à la nature le soin de résorber tout ce liquide, alors qu'une ponction évacuatrice peut sans danger hâter la guérison.

Dans les cas où l'épanchement n'est que de 20 à 30 grammes, la ponction est inutile ; la résolution s'effectue très-bien et en peu de temps avec le pansement de M. Horand. C'est du reste la pratique de ce chirurgien que je viens d'exposer.

VI

Dans les observations que nous allons donner, on ne trouvera aucun symptôme particulier, rien qui tranche sur les descriptions classiques de l'épididymite blennorrhagique aiguë. Si nous les publions de préférence, c'est que, ayant des relations journalières avec ceux qui en sont les sujets, nous avons pu les suivre depuis le début jusqu'à la fin, aussi bien que dans un service d'hôpital; et surtout parce que le traitement, que nous avons appliqué, en leur permettant de vaquer à leurs occupations habituelles, alors que cela était pour eux d'une grande importance, recevra par cette seule considération un nouvel appui.

OBSERVATION I. — M. L..., étudiant en médecine, âgé de 22 ans, d'une bonne constitution, et n'ayant jamais eu de maladie vénérienne, contracta au milieu du mois de décembre 1877 une blennorrhagie. D'abord négligée pendant une quinzaine de jours, il la traita ensuite par des injections au sulfate de zinc. L'écoulement, auparavant très-abondant, était déjà bien diminué, lorsque le 14 janvier 1878, c'est-à-dire quatre semaines environ après le début de l'uréthrite, tout d'un coup et sans cause connue, L... ressentit une pesanteur inaccoutumée dans le testicule gauche et une légère douleur à la pression. Cette douleur est augmentée un peu par la marche, à laquelle le malade se livre comme d'habitude.

Le 15 janvier. L... vient chez nous, le matin. La douleur est plus forte; le testicule a pris un accroissement notable de volume; quelques frissons suivis d'un mouvement fébrile assez notable; 90 pulsations. L... est très-affecté; il demeure en effet dans sa famille et, au milieu de sa mère, de ses sœurs, etc., la complication qui le frappe est on ne peut plus inopportune.

Le 16. L... revient nous trouver. Il souffre beaucoup et marche très-difficilement. Le scrotum est rouge, tuméfié, il a le volume du poing. On sent l'épididyme gauche qui est considérablement augmenté de volume et qui déborde en arrière le testicule; cet organe est comme encadré par son annexe et reste indolent. Toute la partie postérieure de la tumeur est très-douloureuse au toucher, et L... éprouve des élancements qui retentissent tout le long de l'arcade crurale. Notre ami a dû faire des efforts considérables pour ne pas se trahir; mais attendre plus longtemps serait de la dernière imprudence. Nous courons chercher toutes les pièces nécessaires pour appliquer le pansement de M. Horand, que notre ami a vu réussir plusieurs fois. Un interne des hôpitaux de Lyon veut bien revenir avec nous, et, séance tenante, nous appliquons l'appareil. C'est à peine si les manœuvres nécessaires pour relever les bourses, les appliquer fortement sur le pubis et serrer la toile caoutchoutée et le suspensoir augmentent les souffrances de notre ami, grâce à une couche considérable de coton cardé, par l'intermédiaire duquel se fait la compression. Ce coton a été préalablement saupoudré de chlorhydrate d'ammoniaque et de chaux éteinte.

Aussitôt l'application du bandage achevée, L... déclare éprouver un soulagement sensible; un quart d'heure après, il ne souffrait presque plus et ses traits avaient subi une détente complète. Nous le laissons reposer encore trois quarts d'heure sur le lit. Au bout de ce temps, L... qui se sent très-bien veut se lever pour retourner chez lui, et il nous dit qu'il mangera de bon appétit. Il s'essaye un moment à marcher dans notre chambre et il est très-surpris de ne pas réveiller ses souffrances.

Nous le revoyons dans la journée; il ne souffre plus, et il a pu dissimuler son appareil sous les vêtements, d'une manière très-satisfaisante.

20 janv. Pendant les jours precédents, tout continuant à être pour le mieux, on n'a pas touché au pansement. Nous l'enlevons pour voir dans quel état se trouvent les bourses. Elles sont revenues à peu près à l'état normal; la pression des organes ne réveille aucune douleur. Il reste seulement un engorgement indolent de l'épididyme, qui est encore notablement augmenté de volume. L'écoulement uréthral est peu abondant et séro-purulent. L... avait cessé les injections dès le début de l'épididymite; il attend encore pour les reprendre, que l'épididyme soit moins engorgé.

26 janv. L. est complètement guéri. L'épididyme, revenu à son état normal, ne présente aucune induration. M. Horand l'a examiné le matin même et lui a dit qu'il pouvait enlever le pansement.

Nous avons continué à voir notre ami; la guérison s'est maintenue. Les injections reprises, avec ménagement, ont à peu près tari l'écoulement; il ne reste plus qu'un léger suintement. On ne peut constater aucun noyau d'induration à la queue de l'épididyme, ni ailleurs dans cet organe.

Obs. II. — M. A..., étudiant en médecine, est en même temps répétiteur au lycée ; il est âgé de 23 ans et est d'une bonne constitution. Il a été atteint d'une blennorrhagie antérieure, il y a deux ans ; elle a complètement disparu au bout de un mois, traitée par des injections au sous-nitrate de bismuth et par le copahu.

A la fin du mois de janvier 1878, il contracte une nouvelle blennorrhagie, et il la traite par les moyens qui lui avaient réussi la première fois. Tout se passait sans complication, et l'écoulement était modéré, lorsque le 25 février, à la promenade où il avait conduit ses élèves, il tombe sur un tronc d'arbre couché à terre.

Dans cette chute, les bourses reçoivent un choc violent. Il éprouve une douleur vive au niveau du testicule droit, mais il se contient et peut ramener les élèves au lycée.

26 février. A... a souffert une partie de la nuit, il éprouvait dans le testicule droit et sur le trajet du canal inguinal une douleur sourde et très-pénible. Il a ressenti aussi comme une courbature dans la région des reins.

Nous le voyons à l'hôpital, où il est venu consulter un de ses anciens chefs de service.

Ce médecin lui conseille d'entrer à l'infirmerie du Lycée et de faire le traitement classique : sangsues, cataplasmes, etc. Le scrotum est, en effet, volumineux ; la peau est chaude, lisse, luisante. Le testicule droit, lui-même, n'est pas douloureux, mais l'épididyme qui l'encadre, pour ainsi dire, comme une demi-lune est engorgé et très-sensible au moindre attouchement. La réaction fébrile est considérable ; il y a plus de 110 pulsations et la peau est sèche et brûlante.

A..., avec qui nous avons eu des relations nombreuses, nous explique les raisons particulières qui lui rendent très-préjudiciable un séjour à l'infirmerie du lycée. Nous lui avions parlé autrefois du pansement employé à l'hôpital de l'Antiquaille de Lyon, et il nous demande si nous avions toujours confiance en son efficacité.

Le jour même, ne pouvant plus marcher qu'avec les plus grands efforts, il lui fallait prendre un parti. Il se décida pour le pansement qui lui permettrait peut être de continuer ses fonctions au lycée.

Nous lui appliquâmes ce suspensoir ouaté et, comme dans le cas précédent, le soulagement fut immédiat. Au bout d'une demi-heure, il restait bien encore un peu de douleur ; mais pressé par les nécessités de son service, il rentra à son étude.

Le lendemain nous le revîmes à 9 heures, il était radieux. La douleur n'avait pas été réveillée par la marche, et elle s'était apaisée tout à fait. Il avait peu d'appétit aux repas, mais il pouvait vaquer à ses occupations, comme d'habitude.

Il garda l'appareil pendant quatorze jours. L'engorgement épididymaire s'était résolu tout à fait, et il n'y avait aucune induration, aucun noyau persistant.

Obs. III. — X..., élève à l'Ecole centrale, d'un tempérament un peu lymphatique, a eu dans son enfance des adénites cervicales, qui se sont résolues sans s'ouvrir à l'extérieur, 20 ans.

Il a contracté une blennorrhagie, au mois de février 1878, le 3 ou le 4, et il a complètement négligé son traitement, continuant absolument le même régime de vie; les douleurs qu'il éprouvait étaient, du reste, modérées.

Dans les premiers jours de mars, il nota des envies fréquentes d'uriner et des pollutions nocturnes douloureuses. Lorsque je le vis, le 4 mars, il se plaignit d'un malaise dans les aines qui le fatiguait beaucoup et d'une pesanteur dans les bourses. Je l'examinai : ses testicules étaient très-sensibles à la moindre pression, mais ils avaient leur volume normal; de même pour l'épididyme.

Deux jours après, il éprouvait tous les symptômes de l'épididymite, et l'examen des parties montra cette affection parfaitement caractérisée. Nous lui proposâmes le suspensoir ouaté, car il ne voulait pas, ou ne pouvait pas sans beaucoup de difficultés, garder le repos au lit et suivre le traitement ordinaire.

Dans ce cas encore je retrouvai les mêmes avantages, et le mêmes succès que dans les deux observations précédentes : soulagement immédiat, marche possible, dégorgement rapide de l'épididyme. Mais chez X..., soit en raison de son tempérament, soit à cause de la marche plus lente de l'affection blennorrhagique, un noyau persista à la queue de l'épididyme atteint, c'était le gauche, et il mit 23 jours pour se résoudre à peu près complètement. J'ai revu plusieurs fois X... ; il était impossible, la dernière fois que je l'examinai, il y a 2 mois, de trouver les vestiges de son engorgement épididymaire.

Obs. IV. — Les deux observations suivantes, que j'ai eu l'occasion de suivre, présentant des analogies étroites avec la précédente, je les rapporterai encore plus brièvement.

M. P..., élève de l'Ecole centrale et ami de celui qui fait le sujet de l'observation III ; il a aujourd'hui quitté l'Ecole, ce qui me permet de donner son initiale.

22 ans ; lymphatique, cicatrice d'ostéite au premier métatarsien, pas de blennorrhagie antérieure.

Au milieu de mars 1878, blennorrhagie à allures subaiguës, complètement négligée. 3 semaines après, prodromes d'épididymite : envies fréquentes d'uriner, pesanteur des bourses, douleur sourde au périnée. Au bout de 2 jours la tumeur blennorrhagique est nettement caractérisée. Le gonflement de l'épididyme est considérable ; vaginalite modérée, 1 à 2 cuillerées de liquide.

P... sait que son ami a été guéri par le suspensoir ouaté ; il me donne les raisons pour lesquelles il ne peut rester au lit pour suivre un traitement classique. Je lui applique l'appareil de l'Antiquaille.

Mêmes résultats heureux que précédemment ; l'appareil est maintenu douze jours ; il restait alors un noyau notable à chaque extrémité de l'épididyme. Malgré nos recommandations, P..., se croyant guéri ne porte plus l'appareil. Dix jours après, le noyau de la queue de l'épididyme persistait encore, mais très-petit.

Depuis, je n'ai pas revu P..., je lui avais indiqué l'importance de ces nodosités qu'il sentait parfaitement ; je pense qu'elles ont disparu complètement.

Obs. V. — M. J. H..., employé d'une administration de l'état, 27 ans ; bonne constitution, pas de maladie vénérienne antérieure.

En avril 1878, blennorrhagie qu'il traite avec des injections de tannin, mais assez irrégulièrement. Vingt-cinq jours environ après son début, symptômes de cystite du col de la vessie ; prodromes d'épididymite. 36 heures après, cette affection est confirmée. Les douleurs sont très-violentes, surtout le long du cordon, et il a fallu toute l'insistance de H..., pour que je lui applique le pansement de Langlebert qu'il connaissait déjà.

La guérison fut très-rapide. Au bout de huit jours, l'épididyme était à peu près revenu à son état normal. Lorsque nous enlevâmes l'appareil, après quatorze jours de traitement, nous ne pûmes trouver aucun noyau dans l'épididyme.

Nous avons surtout rapporté ces cinq observations, pour faire ressortir les grands services que le traitement de l'Antiquaille peut rendre aux malades, en leur permettant de vaquer à leurs affaires.

Cette considération s'applique surtout à la clientèle privée; les malades des hôpitaux étant, pour la plupart, adonnés à des professions trop pénibles, pour que cette facilité accordée par ce traitement ne soit pas illusoire, ni dangereuse.

VII

BIBLIOGRAPHIE.

Nous indiquons dans ce chapitre les principaux travaux publiés en France sur l'épididymite aiguë, ayant surtout en vue le traitement de cette affection. Le lecteur y trouvera ceux des auteurs que nous avons cités dans le courant de ce travail.

Astruc. — De morbis venereis (Paris, 1740), déplore l'usage du mercure dans le traitement de la gonorrhée, comme pouvant produire la tumeur du testicule par la suppression trop hâtive de l'écoulement.

Linné. — Matière médicale, 1738, recommande le copahu contre la tumeur vénérienne.

Boerhaave. — De lue venerea, 1751, croit, au contraire, que le copahu peut provoquer l'inflammation du testicule.

Hunter. — Treatise on the venereal diseases, 1786 (trad. fr. Richelot, notes de M. Ricord. Paris, 1859). Il reconnaît le peu d'utilité du mercure et trouve heureux que le repos et les antiphlogistiques suffisent en général pour guérir la tumeur vénérienne.

1831. GAUSSAIL. — Mémoire sur l'orchite blennorrhagique (Arch. de méd.)

1833. ROCHOUX. — Du siége et de la nature de la maladie improprement appelée orchite blennorrhagique ou testicule vénérien. (Arch. de méd.)

1834. DUBOS. — Orchite aiguë. Thèse de Paris.

1835. GIRAUD. — Orchite aiguë. Thèse de Paris.

1841. FILLEUL. — Orchite blenn. Thèse de Paris.

1846. FRICKE, de Hambourg, cité dans la Gaz. médic. de Paris, page 182.

1854. BONNAFONT. — Mémoire sur le traitement des orchites en général par le collodion. Paris.

1857. MONDELET. — Différentes variétés d'orchite aiguë. Thèse de Paris.

1758. COCOMBLES. — De l'orchite aiguë. Thèse de Paris.

1859. BACHELOT. — Orchite blennor. aiguë. Thèse de Paris.

1859. ZOUCAS. — Orchite aiguë. Thèse de Paris.

1860. HARDY. — Inflammations du testicule, principalement épididymite et orchite blennorrhagiques. Thèse de Paris.

1864. POPPESCO. — Orchite blennor. aiguë. Thèse de Paris.

1865. DELAPORTE. — Orchite blennor. aiguë. Thèse de Paris.

1870. PAQUELIN. — Quelques modes de traitement de l'orchite aiguë. Thèse de Paris.

1871. DARVARIS. — De l'orchite en général et de l'épydidymite en particulier. Thèse de Paris.

1874. ZAPATA. — Des épanchements de la tunique vaginale dans l'orchite blennorrhagique. Thèse de Paris.

1877. Horand. — Communication à la Société de méd. de Lyon sur un mode de traitement de l'épididymite blennor (18 avril).

1878. Horand. — Communication sur le même sujet à la même Société (18 mars).

Traités généraux de Curling, Rollet, Diday, Ricord, etc.

RÉSUMÉ.

I. — La plupart des moyens, mis en œuvre pour combattre l'épididymite blennorrhagique aiguë, atténuent faiblement la douleur, n'abrègent pas la durée de la maladie, et ne permettent pas au malade d'abandonner le repos au lit.

II. — Le suspensoir ouaté et imperméable de M. Langlebert, modifié par M. Horand, remplit le mieux ces trois indications.

III. — Il agit favorablement, en réalisant les conditions suivantes : l'immobilisation, la compression et la sudation.

IV. — Ce pansement est employé depuis deux ans à l'hospice de l'Antiquaille de Lyon avec un plein succès.

V. — Il mérite donc d'appeler l'attention des praticiens.

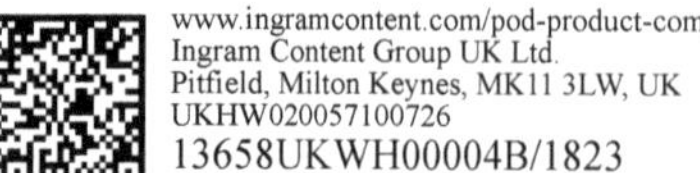

www.ingramcontent.com/pod-product-compliance
Ingram Content Group UK Ltd.
Pitfield, Milton Keynes, MK11 3LW, UK
UKHW020057100726
13658UKWH00004B/1823